AF466327

RECHERCHES

SUR LA

TEMPÉRATURE DU CORPS HUMAIN

DANS LA FIÈVRE INTERMITTENTE,

PAR

M. le Docteur GAVARRET.

PARIS,

BACHELIER, IMPRIMEUR-LIBRAIRE,

QUAI DES AUGUSTINS, N° 55.

1843.

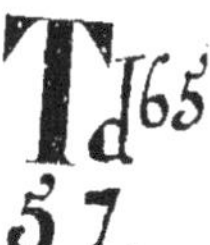
Td 65 57.

RECHERCHES

SUR LA

TEMPÉRATURE DU CORPS HUMAIN

DANS LA FIÈVRE INTERMITTENTE,

PAR

M. LE DOCTEUR GAVARRET.

PARIS,

BACHELIER, IMPRIMEUR-LIBRAIRE,

QUAI DES AUGUSTINS, n° 55.

1843

IMPRIMERIE DE BACHELIER,
Rue du Jardinet, 12.

RECHERCHES

SUR LA

TEMPÉRATURE DU CORPS HUMAIN

DANS LA FIÈVRE INTERMITTENTE (1);

PAR

M. LE DOCTEUR GAVARRET.

Au milieu des erreurs sans nombre dont les progrès des sciences ont successivement débarrassé la philosophie médicale, je n'en connais pas de plus funeste que celle dont Bichat s'est rendu l'interprète, dans le passage suivant de son *Anatomie générale* :

« Comme les sciences physiques ont été perfectionnées avant les physiologiques, on a cru » éclaircir celles-ci en y associant les autres : on

(1) Ce Mémoire a été publié en juillet 1839, dans le journal l'*Expérience*.

» les a embrouillées, c'était inévitable; car ap-
» pliquer les sciences physiques à la physiologie,
» c'est expliquer, par les lois des corps inertes,
» les phénomènes des corps vivants; or, voilà
» un principe faux: donc toutes les conséquences
» doivent être marquées au même coin. Laissons
» à la chimie son affinité, à la physique son
» élasticité, sa gravité; n'employons pour la phy-
» siologie que la sensibilité et la contractilité :
» j'en excepte cependant le cas où le même or-
» gane devient le siége de phénomènes vitaux
» et physiques, comme l'œil et l'oreille, par
» exemple. »

On a peine à concevoir comment l'illustre créateur de l'anatomie générale n'a pas vu que tout corps organisé, en tant que matière, possédait nécessairement toutes les propriétés de la matière brute, et par suite était soumis aux lois générales qui régissent le monde physico-chimique. Sans doute, nous rencontrons dans la matière organisée des propriétés qui la différencient de la matière brute, des propriétés caractéristiques que, malgré les efforts des savants du premier ordre, on ne peut que par hypothèse rapporter aux forces connues dont s'occupent les chimistes et les physiciens, propriétés inhérentes à cet état d'agrégation moléculaire qui est propre au monde organique, et que par cela même on doit continuer à désigner sous le nom de *propriétés vitales*. Mais parce que les phénomènes de la vie sont à la fois le résultat de ces forces vitales et des forces générales des corps bruts auxquelles rien ne saurait soustraire les êtres vivants, est-ce une raison pour interdire, à tout jamais, aux physiologistes et aux médecins, l'emploi des ressources que la Chimie et la Physique peuvent leur fournir pour l'avancement de l'art de guérir?

Le progrès des sciences dont la tendance nécessaire est de rapprocher sans cesse les diverses branches des connaissances humaines, de faire saisir entre elles de nouveaux points de contact, d'en former un tout de plus en plus homogène, à mesure que les découvertes s'accumulent, a fait justice de cette manière vicieuse dont l'école exclusivement vitaliste envisageait les phénomènes de la vie. Personne n'ignore ni ne conteste aujourd'hui la puissante influence que des modifications toutes physiques, survenues dans l'organisme, exercent sur le jeu des fonctions et sur la production des maladies.

Quoi qu'il en soit, c'est sans doute à l'immense ascendant exercé par les doctrines de l'immortel Bichat, non moins qu'au souvenir des rêveries des chémiâtres et des iatro-mathématiciens, qu'il faut attribuer la défaveur et la défiance avec lesquelles des hommes éminents n'ont pu s'empêcher d'accueillir les heureuses applications, faites dans ces dernières années, de la Physique et de la Chimie aux études cliniques. Il faut, je pense, attribuer à ce respect légitime dans son origine, mais exagéré dans ses conséquences, l'opinion qui a dicté à un professeur de l'École de Paris, au sujet de la chaleur animale, les phrases suivantes, que nous extrayons du *Dictionnaire de Médecine* en 25 volumes :

« L'appréciation de la chaleur morbide, comme » de beaucoup d'autres symptômes, exige de la » part du médecin une grande habitude, et celle- » ci suppose une observation attentive, et des » comparaisons fréquentes entre la chaleur de » l'homme sain et celle de l'homme malade, dans » les diverses conditions de la santé et de la ma- » ladie. Le *meilleur*, je dirai même le *seul instru-* » *ment* que le médecin puisse employer, est la » *main*. Le *thermomètre* ne lui donnerait qu'une » idée imparfaite de l'*élévation même de la cha-* » *leur*, et serait tout à fait impropre à faire appré- » cier les autres modifications qu'elle présente. » (Tome VII, page 212.)

Quelque imposante que soit pour moi l'opinion de M. Chomel, je n'ai jamais pu croire qu'il existât, soit dans le monde organique, soit dans le monde inorganique, une *élévation réelle* de température qui ne fût pas immédiatement et exactement appréciable par le thermomètre. Les lois de la répartition et de la communication du calorique sont aujourd'hui trop bien connues pour qu'une pareille doctrine puisse résister à l'examen le plus superficiel, pour que toute sensation de chaleur ou de refroidissement, qui ne serait pas justifiée par le thermomètre convenablement employé, ne doive pas, immédiatement et par cela même, être rangée parmi les *aberrations de sensibilité*, dont l'état pathologique donne de si fréquents exemples. Bien plus, je ne comprends pas comment on pourrait autrement s'assurer de la réalité de la sensation accusée par le malade, toutes les fois que le siége en est directement abordable par l'observateur. Quant à la *main*, considérée comme un instrument calorimétrique, personne, sans doute, ne s'exposerait à accorder une grande confiance à ses indications. Les sensations si différentes, éprouvées en été et en hiver, quand on passe de l'air extérieur dans une cave profonde, dont la température est à peu de chose près invariable, constituent la meilleure objection que l'on puisse faire à l'emploi d'une partie du corps humain pour, je ne dirai pas déterminer exactement l'intensité, mais se former une idée tant soit peu approchée de la température d'un objet quelconque. Sans doute le thermomètre ne pourra jamais servir à indiquer à l'observateur ces divers états de la chaleur morbide, qu'on a désignés par les noms de *sécheresse, âcreté,* etc. Et comment pourrait-il en être autrement, puisque ces dénominations ne sont que la traduction plus ou moins exacte, plus ou moins logique, des sensations qu'éprouve la main du médecin appliquée à nu sur la peau du malade, sensations qui dépendent évidemment de l'état hygrométrique de cette même peau. Dans ce cas, si l'on voulait avoir des indications exactes et indépendantes du plus ou moins d'habitude de tel ou tel praticien, ce n'est pas au thermomètre, mais à l'hygromètre qu'il faudrait recourir.

Il ne faudrait pas croire cependant que les faits manquent dans la science pour démontrer l'importance des observations thermométriques exactes en pathologie. Sans parler des recherches de Martine, de Hunter, Haller, Laplace et Lavoisier, Delaroche et Berger, John Davy, etc., et des travaux plus importants de Dulong et de M. Despretz, pour éclairer le grand phénomène de la calorification chez les animaux et chez l'homme en particulier, d'heureuses applications avaient été faites à l'état pathologique.

Déjà Th. Schwencke avait essayé de déterminer la température des malades; Martine et Dehaën avaient publié à ce sujet des résultats importants. Hunter avait surtout étudié la chaleur produite dans une partie enflammée. Lorsque le choléra envahit les populations européennes, le thermomètre fut porté sur la peau des malades pendant la période cyanique. M. Donné, dans ces derniers temps, a fait connaître quelques résultats importants sur les modifications de la température animale dans les maladies.

Mais toutes ces tentatives isolées de déterminations exactes de la température dans l'état pathologique n'avaient pas eu tout le retentissement qu'elles méritaient. Il appartenait à l'École de Paris de faire passer les recherches thermométriques dans l'enseignement public et régulier de la pathologie. Ce fut M. le professeur Bouillaud qui, en 1836, introduisit cette heureuse innovation dans son cours de clinique de la Charité. Les résultats qu'il a publiés dans sa *Clinique médicale* en 1837 prouvent irrévocablement tout le parti qu'on peut tirer, en pathologie, de l'emploi du thermomètre.

Dans le courant du semestre d'hiver de 1836 et 1837, M. le professeur Andral, dans ses leçons sur les maladies générales, avait, du haut de sa chaire, formulé nettement cette pensée féconde, que, pour lui, le phénomène le plus caractéristique, le plus invariable, le plus fondamental de l'état fébrile, consistait dans une lésion de la calorification. Cette pensée a été reproduite dans un ouvrage publié en 1839. C'est à tort que l'auteur semble la présenter comme une découverte à lui propre, destinée à combler une immense lacune que les pyrétologistes avaient laissée dans l'histoire des maladies fébriles. Dans le but d'étudier les modifications survenues dans la température animale pendant la durée des maladies, M. le professeur Andral voulut bien me charger, en mai 1838, d'exécuter une série de recherches thermométriques dans son service, à l'hôpital de la Charité.

Avant d'entreprendre l'exposition d'une faible partie des résultats obtenus, dans une année d'études suivies avec persévérance et sans idée préconçue, qu'il me soit permis de dire un mot sur les conditions auxquelles doit satisfaire un thermomètre destiné à ce genre d'expériences, et sur les précautions à prendre pour se mettre à l'abri de toute erreur.

L'instrument employé doit être assez sensible pour atteindre rapidement sa position d'équilibre, sans quoi les observations deviendraient bien vite fatigantes et pour le médecin et surtout pour les malades, qui ne s'y prêtent généralement qu'avec quelques difficultés. Les degrés doivent avoir une étendue telle, qu'un observateur exercé puisse tenir compte assez exactement d'une variation de $\frac{1}{4}$ de degré au moins (1). Dès lors on conçoit quelle importance il y a à lire l'indication thermométrique sans déranger l'instrument de sa position; car, sans cela, l'évaporation qui se manifeste d'une manière très-énergique sur la boule, presque toujours plus ou moins humectée par la transpiration du malade, ne manquerait pas d'occasionner un abaissement considérable de la colonne mercurielle, et par suite d'entraîner dans des erreurs quelquefois très-notables. La graduation doit être effectuée sur la tige même du thermomètre. Par ce moyen, on peut employer un instrument dépourvu de toutes les garnitures qui nuisent toujours à la précision des indications, en s'opposant au contact immédiat de la boule avec la peau du malade, et constituent d'ailleurs des obstacles insurmontables à l'exploration de la température de certaines parties. Je conseille en outre aux observateurs qui veulent se livrer à ce

(1) Avec de l'habitude, on parvient facilement à évaluer $\frac{1}{10}$ de degré.

genre de recherches, de se servir d'un thermomètre à calibre plat; ils pourront ainsi remplir deux conditions qui toujours se contrarient plus ou moins : la sensibilité de l'instrument et la facilité de la lecture de la graduation (1).

Si maintenant nous cherchons à déterminer les lieux sur lesquels l'observation doit porter de préférence, quand il s'agit de constater la température d'un malade, nous trouvons des différences, suivant qu'on veut apprécier une température locale ou la température générale.

S'agit-il de constater la température locale dans un cas d'érésipèle ou de phlegmon, par exemple, il faut évidemment placer le thermomètre sur la surface malade, attendre que la colonne soit arrivée à sa position d'équilibre et lire l'indication sans déranger l'instrument. Dans ce cas, il serait fort utile de se servir d'un thermomètre à réservoir aplati, comprimé, car c'est le moyen de le mettre en contact avec une plus grande étendue de surface cutanée, et, par suite, d'arriver à des

(1) Dans ces derniers temps, M. Becquerel a fait une très-heureuse application des courants thermo-électriques à la détermination de la température des animaux ; mais l'emploi de ses instruments exige des précautions telles, qu'ils ne peuvent être réellement employés que par un physicien consommé.

indications plus précises. Il faut en outre prendre toutes les précautions convenables pour garantir la boule du refroidissement causé par le rayonnement et par le contact de l'air environnant.

Quand il s'agit de constater la température générale du corps, comme dans la fièvre typhoïde par exemple, il est bon de faire porter l'observation sur une partie qui ne soit pas exposée à éprouver les variations survenues dans le milieu ambiant. Ainsi ce serait un très-mauvais moyen, en cas pareil, que de placer la boule thermométrique dans la paume de la main. L'anus se présente tout naturellement à l'esprit, comme éminemment apte à ce genre d'exploration. Mais, outre que les malades ont une répugnance telle pour ces sortes de recherches, que la plupart refusent obstinément de s'y soumettre, la difficulté qu'il y aurait à lire l'indication thermométrique sans déranger l'instrument une fois qu'il aurait atteint sa position d'équilibre, doit faire renoncer, dans la généralité des cas, à constater la température de ces parties. La bouche semble, au premier abord, réunir toutes les conditions désirables pour une exploration exacte et rigoureuse. Mais, en y réfléchissant, on ne tarde pas à se convaincre que le passage de l'air à travers la cavité buccale est une cause incessante de vaporisation des liquides, et par suite de refroidissement continuel de la boule thermométrique. Il faudrait donc condamner les malades à ne respirer que par le nez, pendant toute la durée de l'observation. Or, tout le monde sait que dans le cas où la dyspnée est très-prononcée, et surtout dans les périodes très-avancées des maladies aiguës, lorsque les narines pulvérulentes et obstruées donnent à peine passage à un très-petit courant d'air, soumettre les malades à une semblable pratique serait toujours fort difficile et souvent même tout à fait impossible. C'est parce que j'ai moi-même souvent introduit le thermomètre dans la bouche des malades, et que j'ai souvent constaté le peu de précision des résultats fournis par ce genre de recherches, que je ne conseille pas de recourir à ce moyen infidèle. Les inconvénients que je viens de signaler, disparaissent en entier quand on veut se servir de l'aisselle comme lieu d'exploration. En effet, l'aisselle d'un sujet couché dans son lit est peu ou point exposée aux courants d'air; en outre, la manœuvre n'a rien de fatigant, ni pour l'observateur ni pour le malade; le réservoir du thermomètre est tout entier en contact avec la surface cutanée; il y a enfin possibilité de faire des expériences aussi rigoureuses qu'on doive les désirer en semblable matière. Pour ma part, c'est toujours à l'aisselle que j'ai eu recours quand j'ai voulu constater la température générale d'un malade; c'est l'aisselle qui m'a toujours présenté la réalisation la plus complète de toutes les conditions exigibles d'exactitude dans les résultats et de facilité dans l'observation.

Cela posé, je me hâte d'en venir à l'exposition des résultats fournis par l'observation de six cas de fièvre intermittente (1).

Obs. I. Le 5 mai 1838, est entré à l'hôpital de la Charité, salle Saint-Louis, n° 11, un malade, âgé de 36 ans, atteint d'une fièvre intermittente tierce.

6 *mai*. Jour d'accès. Quelques heures avant l'invasion, je constate :

Pouls 68, respiration 30, température 36°.

Le même jour, pendant le *stade de frisson* :

Pouls 96, respiration 28, température 40°.

Le lendemain, administration de sulfate de quinine. L'accès ne reparaît pas. La température générale reste à 36° jusqu'à la sortie.

Obs. II. Le 7 mai 1838, est entré à l'hôpital de la Charité, salle Saint-Louis, n° 16, un malade,

---

(1) Je rappelle ici que, dans tout le cours de ces observations, il ne s'agit que de la température prise dans le creux de l'aisselle.

âgé de 18 ans, atteint d'une fièvre tierce très-légère.

8 *mai.* Jour d'apyrexie.

Pouls 64, respiration 16, température 36°.

9 *mai.* L'accès a commencé avant la visite. Pendant le *stade de chaleur,*

Pouls 124, respiration 32, température 39°.

10 *mai.* Jour d'apyrexie.

Pouls 60, respiration 20, température 36°.

11 *mai.* Le malade a pris hier du sulfate de quinine, l'accès de ce matin est très-faible. Pendant le *stade de chaleur,*

Pouls 104, respiration 30, température 38°.

12 *mai.* Jour d'apyrexie.

Pouls 60, respiration 20, température 36°.

13 *mai.* Les deux premiers stades de l'accès ont manqué complétement. Pendant le *stade de sueur* qui lui-même est très-léger, je constate :

Pouls 100, respiration 24, température 37°.

L'accès n'a plus reparu, la température générale est restée à 36° jusqu'à la sortie.

Obs. III. Le 15 mai 1838, est entré à l'hôpital de la Charité, salle Saint-Louis, n° 8, un malade, âgé de 24 ans, atteint d'une fièvre tierce légère.

16 *mai.* Jour d'apyrexie.

Pouls 60, respiration 20, température 36°.

17 *mai.* Jour d'accès. Le malade a pu être ob-

servé pendant le *stade de frisson* et pendant le *stade de chaleur*.

Frisson : Pouls 80, respiration 24, tempér. 38°.

Chaleur : Pouls 88, respiration 28, tempér. 39°.

18 *mai*. Jour d'apyrexie.

Pouls 60, respiration 20, température 36°.

19 *mai*. Jour d'accès. Les deux *premiers stades* sont observés.

Frisson : Pouls 76, respiration 24, tempér. 38°.

Chaleur : Pouls 84, respiration 26, tempér. 39°.

Le malade prend du sulfate de quinine; les accès ne reparaissent plus, et la chaleur générale reste à 36° jusqu'à sa sortie.

Obs. IV. Le 16 mai 1838, est entré à l'hôpital de la Charité, salle Saint-Louis, n° 10, un malade, âgé de 20 ans, atteint d'une fièvre tierce.

17 *mai*. Accès fort intense que je n'ai pu observer que pendant le *stade de chaleur*.

Pouls 116, respiration 36, température 42°.

Le sulfate de quinine est administré; les accès ne reparaissent plus, et la température générale reste à 36° jusqu'à la sortie.

Obs. V. Le 24 mai 1838, est entré à l'hôpital de la Charité, salle Saint-Louis, n° 15, un malade, âgé de 23 ans, atteint d'une fièvre tierce.

25 *mai*. Jour d'apyrexie.

Pouls 64, respiration 16, température 36°,50.

BIBLIOTHÈQUE ROYALE

26 *mai.* Accès de moyenne intensité. J'observe le *stade de frisson* seulement.

Pouls 104, respiration 20, température 40°.

27 *mai.* Jour d'apyrexie.

Pouls 60, respiration 16, température 36°.

28 *mai.* Accès de moyenne intensité. J'observe les deux *premiers stades.*

Frisson : Pouls 112, respiration 20, tempér. 40°.

Chaleur: Pouls 116, respiration 20, tempér. 41°.

29 *mai.* Jour d'apyrexie.

Pouls 60, respiration 16, température 36°.

30 *mai.* Accès de moyenne intensité. J'observe les deux *premiers stades.*

Frisson: Pouls 104, respiration 20, tempér. 40°.

Chaleur: Pouls 112, respiration 20, tempér. 41°.

Administration du sulfate de quinine, cessation complète des accès. La température générale reste à 36° jusqu'à sa sortie.

Obs. VI. Le 30 mars 1839, est entré à l'hôpital de la Charité, salle Saint-Louis, n° 36, un malade, âgé de 24 ans, profession de bourrelier, atteint d'une fièvre tierce.

31 *mars.* Jour d'accès. Je n'ai pu observer le malade que pendant le *stade de sueur.*

Pouls 100, respiration 28, température 39°.

Obligé de suspendre quelque temps mes recherches, pour cause d'indisposition, je n'ai pas eu l'occasion d'observer de nouveau ce malade (1).

De ces six observations, il résulte évidemment que, dans les fièvres intermittentes ordinaires de nos pays, la sensation quelquefois très-intense de froid accusée par les malades pendant le premier stade de l'accès, n'est autre chose que le résultat d'une aberration de la sensibilité générale. Toutes les fois que j'ai pu, pendant la durée du même accès ou dans deux accès successifs pris chez le même individu, constater la température pendant la période de frisson et pendant la période de chaleur, avant l'administration du sulfate de quinine, toujours dans cette seconde période la température de la peau a été trouvée plus haute que dans la première; mais la différence ne s'est jamais élevée au-dessus de 1 degré. Or, comment se fait-il que, chez un malade qui maintenant grelotte sous les épaisses couvertures de son lit, pendant que sa peau est à 3 ou 4 degrés au-dessus de sa température normale, il suffise, un instant après, d'une élévation de 1 degré au plus, dans

---

(1) Qu'il me soit permis d'ajouter ici que, depuis la publication de ce Mémoire, j'ai eu de fréquentes occasions d'observer des malades atteints de fièvre intermittente, et que *toujours* les phénomènes constatés ont été les mêmes que ceux consignés dans les observations précédentes.

son état thermométrique, pour déterminer ce vif sentiment de chaleur qui lui fait repousser tous ses vêtements pour chercher inutilement à calmer le feu qui le dévore?

Pas plus que Martine et Dehaën, qui les premiers ont constaté le fait de l'élévation de la température générale pendant le frisson de la fièvre intermittente, je ne chercherai à expliquer la cause de cette singulière *aberration de sensibilité;* je me contente ici de la signaler à l'attention des pathologistes. Cependant je ne puis m'empêcher de faire observer qu'à côté de cette élévation de la température générale, ces fébricitants présentent un autre phénomène digne de remarque. Si, chez eux, les parties abritées par les couvertures du lit sont à la fois le siége d'un sentiment de froid et d'un échauffement réel, il n'en est plus de même des portions de leurs corps qui sont en libre communication avec l'atmosphère ambiante. Ainsi, chez eux, le nez est le siége d'un refroidissement réel, et toutes les fois que leurs mains sont placées hors du lit, elles sont évidemment au-dessous de la température de l'état normal. Ce dernier résultat accuse certainement une irrégularité dans la distribution de la chaleur animale, ou une moindre résistance aux causes de refroidissement dont des recherches ultérieures nous permettront peut-être un jour de connaître la cause.

Quoi qu'il en soit, la sensation du froid, accusée par les malades, toute fausse qu'elle est, n'en reste pas moins un signe précieux à l'aide duquel le médecin peut établir le diagnostic des fièvres intermittentes. Mais il me semble que ce fait de la *fausseté* de la sensation si vivement et si constamment traduite par l'ensemble des phénomènes généraux est un point important de l'histoire des fièvres intermittentes qui pourra servir un jour à mettre les pathologistes sur la voie de la nature, encore si peu connue, de cette affection. Le thermomètre seul pouvait nous faire découvrir ce phénomène, qui ne nous paraît sans doute si extraordinaire que parce qu'il est en contradiction avec les idées le plus généralement reçues.

Je ne prétends pas établir que, si la température générale des malades s'élève dans le premier stade des fièvres intermittentes de nos climats, il en soit de même dans une fièvre intermittente pernicieuse. Il ne m'a jamais été donné d'observer une fièvre intermittente algide, et il y aurait au moins grande imprudence de ma part à conclure de ce que j'ai vu dans une maladie ordinairement fort bénigne, à ce qui doit exister dans un des états morbides les plus graves qui puisse frapper l'espèce humaine. A d'autres, plus heureusement placés que moi, appartient le droit d'éclairer la science sur ce point important de pyrétologie (1).

Mais outre les sensations de froid qui viennent périodiquement marquer le début des accès de fièvres intermittentes, les malades atteints de fièvre typhoïde éprouvent quelquefois des frissons erratiques qui n'affectent aucune espèce de régularité dans leur retour. A leur sujet les médecins n'ont pas manqué de faire des hypothèses plus ou moins ingénieuses, et de les présenter comme des explications démontrées, sans s'être en aucune façon donné la peine d'étudier sérieusement le phénomène, sans se douter le moins du monde, qu'en agissant ainsi ils s'exposaient à réaliser la fameuse histoire de la dent d'or. Pour moi, depuis que j'avais porté le thermomètre sur la peau d'un malade atteint de fièvre intermittente, je désirais ardemment examiner un de ces frissons erratiques, lorsque vers la fin de janvier dernier, une femme

---

(1) Depuis la publication de cet article, M. le docteur Maillot m'a assuré que dans les *fièvres algides* la température de la peau était élevée comme dans le frisson des fièvres intermittentes bénignes de nos climats. C'est un fait qu'il a souvent eu occasion de constater en Algérie, mais seulement à l'aide de *la main*.

en proie à une fièvre typhoïde très-grave me fournit l'occasion de répéter sur elle l'observation jusqu'à trois fois. Voici quels furent les résultats de mes recherches à ce sujet.

Observation. Au numéro 12 de la salle Sainte-Marthe, hôpital de la Charité, est couchée une malade, âgée de 24 ans, couturière, atteinte d'une fièvre typhoïde très-grave qui a débuté le 24 décembre 1838. Le 15 janvier 1839, une pneumonie est venue compliquer la fièvre typhoïde. Depuis son entrée à l'hôpital, la température générale, dans le creux de l'aisselle, s'est maintenue à 38° environ.

24 *janvier* 1839. Les signes de la fièvre typhoïde persistent, la pneumonie est au second degré. La malade observée fournit, comme les jours précédents, les résultats suivants :

Pouls 120, respiration 36, température 38°.

25 *janvier.* Immédiatement après la visite, la malade se plaint, pour la première fois, d'un violent frisson, et je constate aussitôt les résultats suivants :

Pouls 120, respiration 40, température 39°.

26, 27, 28 *janvier.* Le frisson ne reparaît pas et la température générale reste à 38°.

29 *janvier.* Quelque temps après la visite, la

malade se plaint d'un frisson très-intense, et voici ce que l'observation immédiate me fournit :

Pouls 120, respiration 30, température 39°.

30 *janvier*, 3 *février*. Le frisson ne reparaît pas dans tout cet intervalle de temps, et la température générale de la malade reste à 38°.

4 *février*. Quelques instants avant la visite, la malade accuse un frisson extrêmement intense, elle me supplie de ne pas lever ses couvertures, ses dents claquent, les bulbes pileux font une saillie très-notable. Au milieu de tous ces symptômes de profond refroidissement, je constate :

Pouls 144, respiration 32, température 40°.

La malade, malgré son état désespéré, s'obstina à sortir de l'hôpital quelques jours après, je n'eus plus occasion de l'observer pendant la durée du frisson.

Cette observation doit faire voir à quelles grossières erreurs s'expose un médecin qui, au lieu de constater rigoureusement, quand il le peut, les divers états physiques du corps humain, s'en rapporte aux sensations accusées et éprouvées par les malades. Au milieu du cours d'une fièvre typhoïde très-intense, lorsque le malade se plaint habituellement d'une sensation intolérable de chaleur, tout à coup les membres tremblent, les bulbes des poils font saillie, les dents claquent, un accès très-prononcé de frisson s'établit, et cependant la température périphérique est de 1 et même 2 degrés au-dessus de ce qu'elle était avant, de ce qu'elle sera après. Voilà certainement des faits dignes d'exciter la curiosité des physiologistes et des médecins, qui doivent leur montrer combien de lacunes existent encore dans l'histoire des altérations de la chaleur animale, combien il serait utile que des recherches consciencieuses et rigoureuses fussent entreprises pour jeter un peu de lumière sur ces phénomènes.

Du reste, dans le cours de mes observations, j'ai rencontré quelquefois des hypochondriaques qui accusaient des sensations de refroidissement soit continues, soit passagères, dans certaines parties du corps. Et jamais, malgré toute l'attention que j'ai apportée dans ce genre de recherches, je n'ai pu constater un abaissement réel de température capable de justifier leurs assertions (1). Je

---

(1) On a beaucoup parlé du refroidissement qui survient dans un membre paralysé; j'ai eu de fréquentes occasions d'étudier dans les hôpitaux ce qui se passe en pareille circonstance, et voici les résultats généraux auxquels je suis parvenu.

Toutes les fois que j'ai examiné les malades au moment où ils venaient d'arriver à l'hôpital et n'avaient pas encore

me garderais cependant bien de dire que jamais, dans l'état de maladie, la température animale ne s'abaisse au-dessous du type normal. Ce serait évidemment torturer le sens de mes observations propres, que d'en tirer une semblable conclusion. Ainsi, j'ignore complétement ce qui se passe dans le frisson qui marque le début de la pleurésie et de la pleuro-pneumonie; je n'ai non plus jamais

---

eu le temps de modifier la répartition de température de leur corps en restant couchés dans leur lit, j'ai trouvé le membre paralysé à 1° et même 2° au-dessous de la température du membre sain.

Mais lorsque les malades, bien couverts, avaient séjourné quelques heures dans leur lit, si l'on venait à constater comparativement la température des membres, on trouvait le même résultat du côté sain et du côté malade, pourvu, bien entendu, que pendant l'observation on n'eût pas exposé le membre à se refroidir par le contact immédiat de l'air ambiant.

Ces faits me paraissent devoir contribuer à expliquer les contradictions qui existent entre les auteurs qui ont exploré la température des membres paralysés. On ne saurait se refuser, d'après cela, à admettre que, dans les parties frappées de paralysie depuis un certain temps, il y a une moindre force de résistance au refroidissement par contact des corps extérieurs. Cette conclusion se trouve d'accord avec tout ce qu'on sait des modifications survenues, en cas pareil, dans la circulation et la nutrition des parties.

eu occasion de porter le thermomètre sur la peau d'un cholérique, et cependant je n'hésite pas un instant à admettre que, dans la période cyanique, la température périphérique est notablement abaissée au-dessous de son type normal. La science possède à ce sujet des faits nombreux qui ne permettent pas le moindre doute.

En résumé, il me semble qu'il doit surabondamment résulter des considérations précédentes, que ce n'est jamais qu'avec la plus grande réserve que les médecins doivent accepter comme réelles les sensations accusées par les malades; qu'ils doivent, autant que possible, chercher à les vérifier eux-mêmes quand ils possèdent des instruments dont les indications ne sauraient être contestées. Ce n'est que par l'emploi de pareils moyens que la théorie peut, selon la belle expression de Broussais, parvenir à être pour la médecine ce qu'elle est pour les autres sciences, *le résultat des faits réduit en principe.*

BIBLIOTHÈQUE ROYALE
I

www.ingramcontent.com/pod-product-compliance
Ingram Content Group UK Ltd.
Pitfield, Milton Keynes, MK11 3LW, UK
UKHW020445220726
13923UKWH00005B/2340

9 782019 261078